HOSPICE D'AIX

EN SAVOIE,

ET SON HISTOIRE MÉDICALE

Pendant la saison de 1845.

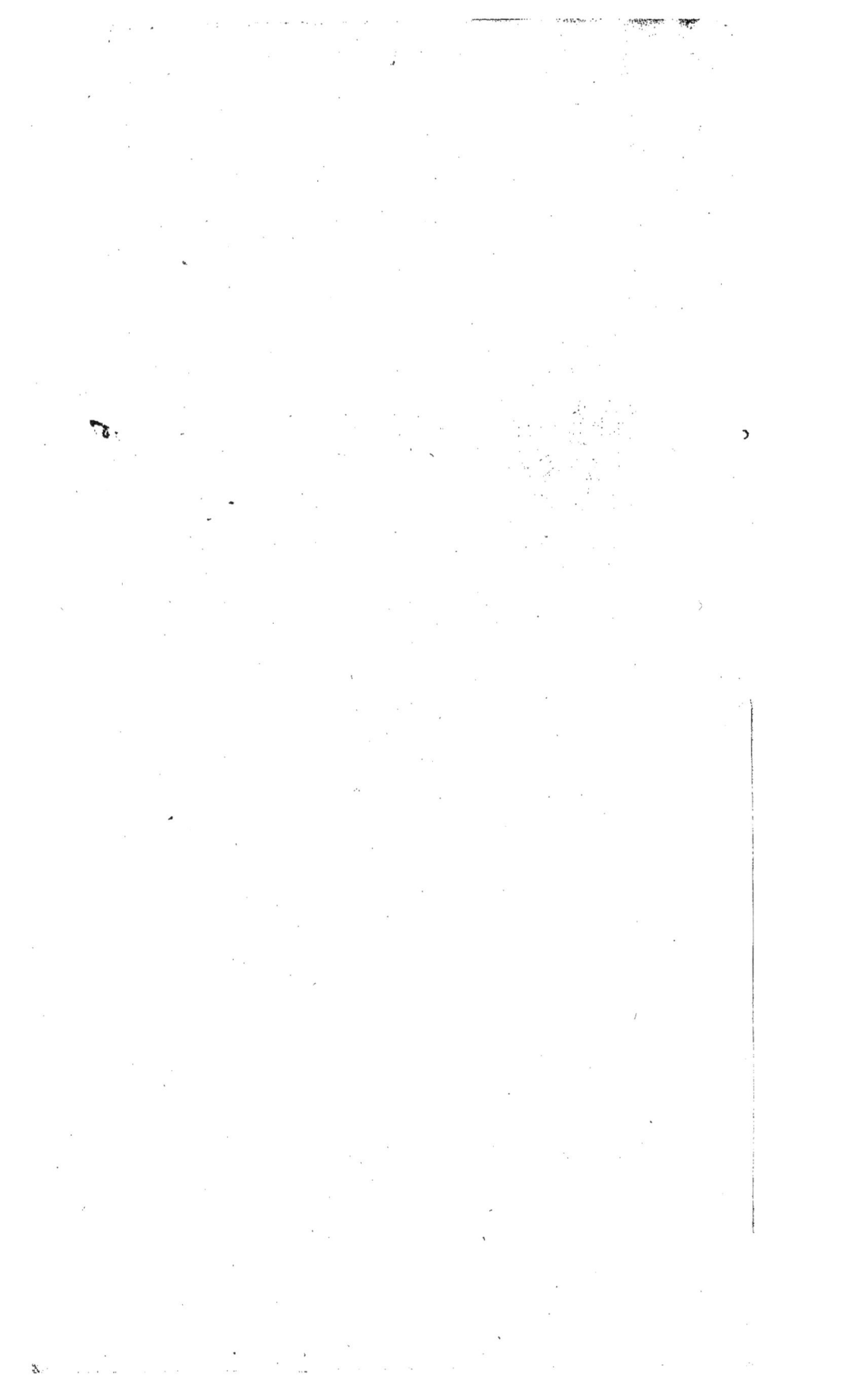

HOSPICE D'AIX

EN SAVOIE,

ET

SON HISTOIRE MÉDICALE

Pendant la saison de 1845.

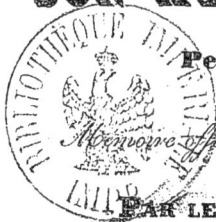

Mémoire offert à la Société de médecine de Lyon,

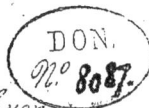

PAR LE DOCTEUR GUILLAND FILS,

MEMBRE CORRESPONDANT DE LA SOCIÉTÉ DE MÉDECINE PRATIQUE
DE MONTPELLIER.

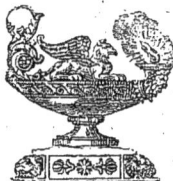

LYON.
IMPRIMERIE DE MARLE AÎNÉ,
RUE ST-DOMINIQUE, 13.

1846.

HOSPICE D'AIX

EN SAVOIE,

ET

SON HISTOIRE MÉDICALE

PENDANT LA SAISON DE 1845 (1).

Mémoire offert à la Société de médecine de Lyon,

Par le docteur GUILLAND fils,

Membre correspondant de la Société de médecine pratique
de Montpellier.

Appelé par le baron Despine, médecin inspecteur des
eaux minérales d'Aix, à surveiller sous sa direction et

(*) Le nombre des étrangers venus aux eaux d'Aix en 1845
se monte à 2619. — Parmi plus de 60 médecins qui les ont vi-
sitées, nous nous bornons à citer les noms de MM. les docteurs
Badham (père et fils), de Londres; *Lutens*, profeseur à Gand;
Gruère, de Dijon; *Prus*, secrétaire de la Société de médecine à
Paris; *Roux*, de l'Institut; *Serre*, de Montpellier; *Yeno*, de
Naples; *Uccelli*, de Florence; *Pravaz*, de Lyon; *Gerdy*, prof.
à Paris; *Bouchet*, méd. des aliénés à Nantes; *Lambert*, de Paris;
Maunoir (aîné), de Genève; *Pétrequin*, de Lyon; *Beaulieu*, de
Montbrison; *Payen*, méd. à Paris; *Bertini*, de Turin; *Billardet*,
de Beaune; *Roux*, de Marseille; *Grillet*, de Loëche; *Raiberti*,
de Milan; *Guénier*, de la Rochelle; *Fauchon*, de Brest, *Beullac*,
de Marseille; *Ordinaire*, de Mâcon; *Colladon*, de Genève;
Roux, de Cette; *Mayor* (jeune), de Lausanne; *Gonnet*, *Pictet*,
Gubian, de Lyon; *Caussade*.........

de concert avec le docteur *Despine*, son fils, le traitement
des malades admis dans notre hospice , j'ai suivi pendant
l'été dernier une centaine de cas différents, et j'ai tenu
note journellement de tout ce qu'ils ont offert à mon observation. M. l'inspecteur m'engage à donner de la pu-
blicité au compte-rendu que j'avais rédigé pour lui :
encouragé par son conseil , je m'y décide facilement. Si
mes confrères trouvent dans cet écrit quelque fait intéressant, s'ils y rencontrent pour quelqu'un de leurs malades le motif d'un espoir salutaire , j'aurai fait une
œuvre utile, et je serai satisfait. — Avant d'aborder la
partie médicale de mon travail , je crois à propos de dire
en quelques lignes l'*histoire de notre hospice :* ce sera
aider à acquitter envers ses pieux fondateurs la dette de
la reconnaissance, et peut-être, à la fois, ouvrir à quelque
malade pauvre une voie de guérison que son indigence
aurait semblé lui fermer.

Histoire de la maison hospitalière, et organisation
actuelle du service de charité aux bains d'Aix.

Lorsque, en 1780, notre roi Victor Amé III jeta les fon-
dements de l'établissement thermal actuel, « l'emplace-
« ment sur lequel il fut construit, était occupé par une
« maison, au centre de laquelle l'eau sortant de la grotte
« formait une petite piscine où se baignaient les pauvres. »
(*Manuel de l'étranger aux eaux d'Aix,* par le docteur
Despine fils.) — Dans le bâtiment royal, deux cabinets
leur furent réservés. — En 1813, la reine Hortense vit
la baronne de Broc engloutie dans les cataractes de Grésy :
voulant adoucir par une œuvre pieuse la douleur que lui

causait une fin si fragique, elle fonda 300 journées à per-
pétuité pour les baigneurs pauvres. — En 1824 , tandis
qu'une société de citoyens amis de leur patrie créait notre
casino, devenu bientôt l'un des plus brillants rendez-vous
des riches , l'administration municipale organisait chez
quelques particuliers des *logements à prix fixe* pour les
pauvres. — C'est en 1828 que W. Haldimand , délivré à
Aix d'un rhumatisme cruel, y consacrait 10,000 francs
à une *maison hospitalière*. — La même année , Charles
Félix y fonda trois lits gratuits pour 100 jours, et à la
saison suivante, l'hospice ouvrait 17 lits. — Dès lors il
s'est accru , en 1834 , par l'adjonction de la fondation
Hortense, par une rente de 200 livres constituée par la
ville d'Aix , et successivement par quelques donations
particulières, celle du *marquis de Costa*, par exemple, en
1835..... C'est ainsi que cette œuvre, enfantée par une
royale douleur et par une gratitude magnifique, a été graduellement amplifiée par le plus regretté de nos princes ,
par l'administration municipale et par la bienfaisance
particulière.

Actuellement le *service de charité aux bains d'Aix* est
organisé de la manière suivante :

1° *Service pour les pauvres étrangers* ou de *bienfaisance*.
— Il consiste dans la remise faite par l'établissement de
la somme qui revient à sa caisse sur le prix des *billets ;*
en sorte que celui à qui elle est accordée ne paie que les
doucheurs ou porteurs dont il réclame l'assistance. Pour
obtenir cet avantage, il faut être porteur d'un certificat
de bonnes vie et mœurs et d'indigence visé, par le consul
sarde ou par l'autorité administrative supérieure dont
ressort le domicile du malade. Une consignation de *trente*

francs entre les mains du caissier de l'établissement, est exigée comme garantie de l'acquittement des frais de logement, et pour prévenir la mendicité, interdite pendant toute la saison des bains.

MM. les *médecins*, soit indigènes, soit étrangers aux États sardes, les membres des institutions religieuses qui font vœu de pauvreté, et les *corporations* de *charité* ou *hospitalières*, jouissent de la même faveur comme indemnité des soins qu'ils donnent aux pauvres.

2° *Service gratuit des eaux.* — Il est accordé aux *indigens des États*, moyennant les mêmes attestations et la consignation : le certificat doit avoir été visé *ad hoc* à l'intendance générale du duché, et préalablement à celle de la province.

3° *Salles communes à prix fixe.* — Pour le prix modique de 75 centimes, le baigneur y trouve un lit, trois potages et les soins domestiques réclamés par son traitement. Ces salles avaient précédé l'hospice : elle lui servent maintenant de *succursales*.

4° *Maison hospitalière.* — Elle comprend une salle pour *hommes*, une pour *femmes*, de dix lits chacune, et deux pièces séparées. Elle s'ouvre au 1er juin et se ferme au 30 septembre. La saison ordinaire est de vingt à trente jours ; mais l'on accorde des prolongations lorsque cela est convenable.

La direction des malades appartient au médecin inspecteur ; une sœur de l'ordre de St-Joseph, un infirmier et une infirmière sont attachés à son service. L'administration en est confiée à une commission spéciale présidée en ce moment par le docteur Vidal père, et dont les fonctions sont toutes gratuites. — Logement des malades, nourriture, soins médicaux, eaux et autres remèdes, tout est à la charge de la maison. Mais il y a deux sortes de places, celles absolument *gratuites*, et celles *à un franc par jour.*

Les places *gratuites* sont représentées par les fonda- tions C. Félix, Hortense et quelques autres, en tout plus de huit cent journées. L'intendant général nomme aux places C. Félix, et aussi à celles Hortense, lorsque les *ayant-droit* n'y ont pas pourvu. C'est à lui que les demandes relatives doivent être adressées, par l'intermé- diaire des autorités communales, et appuyées de certificats délivrés par les autorités civile, religieuse, financière et médicale du lieu.

Pour les places *payantes,* il faut se présenter au di- recteur avec les certificats ordinaires de probité et de pauvreté dûment légalisés, plus *cinq francs,* comme *prime d'entrée* destinée au renouvellement du mobilier. En cas de départ prématuré, le caissier rembourse, comme de juste, l'excédant du dépôt.

Grâce aux additions faites pendant ces dernières an- nées, le service de charité possède maintenant un ensemble spécial de constructions pour l'administration des eaux. A deux piscines couvertes et deux grandes douches ré- cemment achevées, cette dernière année a vu adjoindre deux étuves avec vestiaires. — De son côté, désireux de régulariser de plus en plus le service et de faire tourner en même temps cette institution au profit de la science, M. Despine a introduit dans l'hospice l'usage des *cahiers de visite;* en outre, une feuille particulière reçoit l'*histo- rique* de chaque affection, le journal de son traitement, et mentionne le résultat obtenu.

Histoire médicale de la saison en 1845.

Du 1er juin 1845 au 30 septembre , nous avons reçu
à l'hospice 100 malades , dont 6 ont fait une *deuxième
saison :* total des entrées, 106. Dans quelques cas , plusieurs affections coexistaient , plus ou moins essentiel-
lement liées , exigeant parfois des modes divers de traitement, et susceptibles d'être modifiées indépendamment.
Ayant jugé à propos de les reporter sous autant de titres
différents qu'ils offraient eux-mêmes d'affections diverses,
le nombre des inscriptions à notre tableau se trouve être
de 117.

La première chose à faire était de choisir une classification. Le cadre devait être éminemment pratique , et
parallèle autant que possible aux résultats thérapeutiques.
J'ai donc commencé par grouper les individualités sous les
noms les plus usuels. Puis, reprenant un à un chacun de
ces systèmes , je recherchais l'élément pathogénique pré-
dominant auquel se rattachait la manifestation morbide.
Ce mode d'analyse m'a satisfait , en ce que les familles
obtenues se sont trouvées avoir un rapport assez constant
avec les effets des eaux : c'était, au point de vue thérapeutique thermal , des *familles naturelles ;* et j'ai eu le
plaisir d'arriver ainsi à une classification à peu près analogue à celle adoptée par M. *Despine* (1). — Au reste, je

(1) Classif. du docteur Despine père : 1° *affections rhumatismales ;* 2° *aff. cutanées ;* 3° *aff. lymphatiques et strumeuses ;* 4°
aff. des os et des articulations ; 5° *syphilides ;* 6° *paralysies ;* 7°
névralgies ; 8° *anervies et dysnervies.*

me hâte de reconnaître que les limites dans lesquelles cette statistique se trouve ici restreinte, augmentent encore le caractère d'incertitude propre aux données de cette espèce.

En parcourant le tableau, on remarquera peut-être qu'il n'y a pas de colonne pour les *guérisons complètes*, ni pour les *cas empirés*.... Quant à ceux-ci, le soin que nous avons eu de renvoyer immédiatement deux ou trois malades chez lesquels nos eaux étaient contre-indiquées, nous a épargné le regret d'en enregistrer. Pour les *guérisons complètes*, il est rare qu'on en rencontre de telles au bout d'un traitement de peu de jours et dirigé contre des maladies chroniques : la plupart ne s'achèvent que quelque temps après, quelques-unes seulement dans une seconde saison ; voilà pourquoi j'ai préféré ne parler que de *soulagement plus ou moins complet*.

Tableau synoptique des affections traitées à l'hospice d'Aix en 1845.

AFFECTIONS : LEUR NATURE ET LEURS SUBDIVISIONS.	NOMBRE TOTAL.	SOULAGEMENTS Notables	Légers	Nuls.
Affections rhumatismales — *Au nombre total de 48, dont 19 soulagées notablement, 21 légèrement, 8 nullement.* — Articulaires (goutteuses)	12	7	5	0
Musculaires	11	3	6	2
Générales	4	1	2	1
Vagues (erratiques)	6	3	1	2
Nerveuses : 1° du bras	1	1	0	0
» 2° du nerf sciatique	7	3	3	1
Avec rétraction de tendons	2	0	0	2
Avec paralysie	5	1	4	0
Affections lymphatiques — *Sur 28, soulagement notable chez 5, léger chez 16, nul chez 7.* — Articulaires : tumeurs blanches	5	0	4	1
» coxalgies	5	1	3	1
Osseuses : rachitismes	2	0	1	1
» nécroses, exost., périost	5	2	2	1
Scrofules propr. dits : ulcères et fistules	3	1	2	0
» ectyma	1	0	1	0
» glandes	1	0	1	0
Diverses : obstruction abdominale	1	0	1	0
» dépôt par congestion	1	0	0	1
» sciatique	1	0	1	0
» dysménorrhée	3	1	0	2
Affections nerveuses. — Névroses, sciat. nerv., cholérine, leucor. hyst.	12	2	3	7
Affections traumatiques — *Sur 8, soulagement notable chez 4, léger chez 3, nul chez 1.* — Ankiloses	4	1	3	0
Cicatrisations difficiles	2	1	0	1
Suites de fracture	1	1	0	0
Impotence des mains	1	1	0	0
Affections de la moelle épinière	6	1	4	1
Paralysies par apoplexie	6	1	3	2
Dartres	3	2	0	1
Syphilides	2	0	1	1
Cas isolés — Fièv. interm., ulcère sous-maxillaire, ganglion synov.	4	3	0	1
TOTAUX	117	37	51	29

Quelques mots maintenant sur chacune de ces familles pathologiques, et sur les cas les plus intéressants sous le rapport de l'art. Je serai sobre de réflexions, et je me bornerai souvent au rôle de simple historien.

Affections rhumatismales.

Notre tableau, d'accord ici avec l'observation ordinaire, signale ces affections comme celles qui nous arrivent en plus grande proportion, et parmi lesquelles les succès sont plus fréquents. Elles représentent cette année presque la moitié des entrées à l'hospice, et leur cinquième seulement n'aurait pas été amélioré.

1° Les *rhumatismes articulaires et goutteux* nous offrent en général une heureuse uniformité de résultats. Chez l'individu où le soulagement a été moindre (n° 83 des entrées), la première atteinte remontait à treize années : guéri à Aix à cette époque par vingt douches, le malade contracta de nouvelles douleurs en 1839, vit son état empirer sous l'action de vapeurs administrées à l'Hôtel-Dieu de Lyon, et revint à Aix chercher du soulagement. Il avait pu reprendre ses travaux ordinaires, lorsqu'une fracture de la jambe, en 1844, fut l'occasion d'une nouvelle rechute. A son arrivée ici toutes les articulations étaient prises, tous les mouvements douloureux et très-circonscrits, la station impossible. Une dizaine de douches lui rendirent quelque souplesse; au bout de dix autres, il fut malheureusement obligé de repartir.

Un autre malade (n° 34 des entrées), porteur d'un *rhumatisme* de cinq ans de date, avec enflure des articulations, vit, comme il arrive souvent, ses maux s'exaspérer au début du traitement ; ce qui ne l'empêcha pas d'éprouver un mieux très-sensible dès le milieu de son séjour.

2° Parmi les *rhumatismes musculaires*, l'un des deux portés à la colonne des *effets nuls*, n'a pas été mis en traitement, à cause d'une hypertrophie excentrique du cœur (n° 65).

Le n° 52 est un tanneur de Chambéry, grand, bilieux, maigre, 40 ans. *Rhumatisé* en mars 1844 par l'humidité à laquelle sa profession l'expose journellement, il est saisi de douleurs à la cuisse droite, et reste six mois alité. Deux saisons à Aix, de trente jours chacune, ne font qu'augmenter ses souffrances. Mais quelque temps après son retour, il commence à marcher avec deux béquilles ; celles-ci lui devinrent bientôt inutiles, et cette année il est venu se débarrasser de quelques légers ressentiments de ses douleurs passées.

3° *Rhumatismes généraux.* J'ai voulu réunir à part certains cas où toutes les parties du corps, presque sans exemption, se trouvent en proie à l'élément rhumatismal.

M. Sivica (n° 43) serrurier à Grenoble, 42 ans, lymphatique, vint à Aix en 1843, perclus depuis huit mois de la tête aux pieds. Il en repartit après trente douches d'*enfer*, ayant à peine besoin d'un bâton : la pommade hydriodatée et la compression avec des bandes en flanelle aidèrent puissamment à la résolution des tumeurs articulaires.—N'ayant pu malheureusement revenir l'été passé, il se présente cette année presque aussi souffrant et aussi impotent que la première fois. Je lui fais prendre chaque matin une heure de piscine suivie d'une forte douche : à la quatrième, l'amélioration est générale ; mais les froids humides de juillet s'étant mis à la traverse, le mieux était resté incomplet à l'époque de son départ.

4° Bien que le *rhumatisme* soit généralement *erratique*, j'ai rangé plus spécialement sous ce titre des cas où le déplacement est plus fréquent, où il s'effectue non-seulement entre parties d'un même système, l'articulaire par exemple, mais aussi des articulations aux muscles, des membres aux viscères...., enfantant par cette versatilité des symptomatologies bizarres, propres à en imposer pour des affections de tout autre nature. — Dans certaines conditions, on a dit *rhumatisme nerveux :* cette expression est ambiguë ; elle signifie tantôt *rhumatisme chez les tempéraments nerveux,* — tantôt *rhumatisme fixé le long des nerfs ou à leur origine,* tantôt enfin *névralgie empruntant le facies rhumatismal.....*

Le n° 79 offre l'histoire d'une fille, fermière à St-Alban, près Chambéry, âgée de 34 ans, tempérament nerveux, réglée abondamment dès 20 ans, avec cette particularité, que chaque été il y a une suppression de deux ou trois mois, pendant laquelle des épitaxis suppléent régulièrement et sans autre dérangement les menstruations. — Depuis un chaud et froid gagné à la montagne, il y a sept ans, elle a éprouvé alternativement des reinières, des céphalalgies, des ophtalmies, des ischuries très-douloureuses, des paracousies, de la gastralgie, des constipations.... Les moyens employés le plus heureusement par notre confrère le docteur *Molard,* ont été les diaphorétiques et les émollients. La susceptibilité gastrique est telle, que toute boisson ou aliment *froid* excite la toux ; il y a amaurose commençante. — Soulagée déjà deux fois à Aix par les douches sagement alternées avec les bains, elle l'a été encore plus sensiblement cette année. Je l'ai revue vers le milieu de janvier. Le mieux ne s'est décidé, comme les autres fois, que quelque temps après la cessation du traitement, qui a même produit une exacerbation transitoire.

Chez le n° 40, le principe morbifique a travaillé pendant trois ans les diverses portions de l'appareil digestif. Depuis un an, les souffrances portées un peu partout, mais plus fréquemment sur les articulations, ont mis en évidence la nature *rhumatismale* de l'affection. Le docteur *Osterman*, du Pont-de-Beauvoisin, nous l'adresse, en nous prévenant de son naturel impatient et fantasque. En effet l'absence de mieux pendant trente jours, l'inquiétude hypocondriaque du malade le portent à retourner chez lui. Mais au bout d'une quinzaine, il éprouve une amélioration si sensible, qu'il se hâte de revenir: plein de confiance cette fois, il supporte parfaitement nos douches les plus énergiques, et repart presque totalement délivré de ses maux.

Chez la femme n° 56, envoyé à Aix par M. le docteur *Bonnet* (de Lyon), l'affection se borne ordinairement aux articulations; mais son déplacement s'opère avec une facilité merveilleuse. La douleur et l'enflure cantonnées, pendant les intervalles de repos, le long du bord cubital et sur le doigt auriculaire de la main droite, sautent brusquement à la hanche, au pied; l'obligent à prendre les béquilles: puis enflure et douleur disparaissent en quelques instants au moyen d'une friction, d'une vapeur... —L'indiscipline de la malade ne nous a pas permis de la garder à l'hospice.

5° *Rhumatisme nerveux du bras.* Jeanne-M. Gontharet

(nº 27), de Pesay près Moutiers, nerveuse, 40 ans, s'est mariée à 18, n'a été réglée qu'à 20, et a eu le premier de ses huit enfants à 21. — Il y a dix ans que par l'effet de causes rhumatiques, elle resta cinq mois alitée. Les symptômes étaient : douleur et froid dans les membres, difficulté de les mouvoir, engourdissement général au contact de l'eau froide. Notre honorable confrère le docteur *Petit* la soulagea par des lotions adoucissantes et une tisane diaphorétique, en attendant qu'il pût l'envoyer à Aix. — A son arrivée, il n'y a de douleurs que dans le membre supérieur gauche; mais dans les moments où elle est plus forte, les élancements remontent le long du trajet des cordons nerveux jusqu'au sein du même côté; il y a prurit, et le doigt médius est spasmodiquement fléchi. — Le traitement se compose de huit piscines alternées avec une douzaine de vapeurs, terminées chacune par une douche. Le mieux se fait sentir vers la moitié du séjour, et lorsqu'elle repart, les tendons du médius ne se sont pas rétractés depuis plusieurs jours, et elle a pu impunément laver à l'eau froide.

Dans cette observation, les causes, la première forme de l'affection, le bon effet des eaux témoignaient de sa nature *rhumatismale;* — le mode actuel de la douleur, son irradiation selon le trajet des *nerfs,* paraissaient indiquer qu'elle affectait plus spécialement ceux-ci, et probablement leurs envelopes fibreuses.

6º En analysant les neuf *sciatiques* entrées à l'hospice, j'ai trouvé que quatre d'entre elles s'accompagnaient de douleurs rhumatiques, la cinquième d'enflure intermittente aux malléoles; la sixième avait été la conclusion d'un rhumatisme articulaire, et la septième était évi-

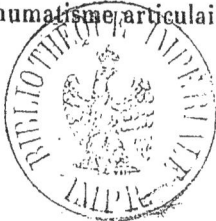

2

demment due à des causes rhumatismales. Quant à la huitième, on ne peut lui assigner d'autre raison que le vice lymphatique et une aménorrhée qui en dépend elle-même. La neuvième seule paraît purement nerveuse, et je note qu'elle est aussi la seule où l'affection occupât à la fois les deux membres inférieurs. Donc sept *sciatiques* sur neuf demandaient à être placées parmi les *rhumatismes*.

Au reste, il est vrai que, fixé sur le nerf *sciatique*, le rhumatisme emprunte aux névralgies un caractère spécial de résistance aux cures sudorifiques. Au n° 30, la douleur sciatique a subsisté après la disparition du *lombago* concomitant; et nous avons pu renouveler plusieurs fois l'observation importante de M. Despine père, que *nos eaux guérissent les sciatiques précédées de lombago*, tandis qu'elles échouent le plus souvent contre celles qui débutent sur le nerf lui-même. Dans ce dernier cas, il obtient ordinairement du soulagement par de fortes *étincelles électriques*.

Au n° 6, la sciatique s'accompagnait de *lombago* : la 2ᵉ douche prise trop chaude et trop prolongée donna une crise hystérique violente; mais à dater de là, la *sciatique* fut fort diminuée et disparut graduellement.

Collet Adam (n° 72), sanguin, habitus apoplectique, sobre, très-actif, 56 ans..., contracta des douleurs rhumatismales, il y a huit ans, par suite de ses travaux de fontainier. Au mois de novembre 1844, elles abandonnèrent toute autre partie pour se fixer exclusivement, sous forme *sciatique*, le long du membre droit. Tous les remèdes essayés sont restés insuffisants, et il nous est envoyé par le fondateur même de l'hospice. — A son entrée, je constate l'amaigrissement du membre; la

douleur donne lieu à une légère claudication, et Collet
se sert d'un bâton pour marcher. — Dès la 3e douche,
les douleurs quittent leur siége ordinaire pour se porter
sur la hanche gauche; puis elles errent le long du dos,
sur les épaules, et deviennent de plus en plus supporta-
bles. — A son départ, hâté par des raisons de famille,
ce brave ouvrier est fort satisfait : il repose bien, marche aisément; la jambe a repris sa force et son embon-
point normal.

7° Je n'ai enregistré cette année que deux *rétractions
tendineuses*, suites de rhumatisme. Le n° 24 sera décrit
plus loin. — Au 37, il s'agissait d'une fille de Romans,
âgée de 22 ans et domestique à Lyon depuis quatre. Le
climat de cette dernière ville lui occasionna bientôt un
rhumatisme articulaire, sous l'influence duquel la douleur et l'enflure abordèrent successivement les articulations des membres, celle du tronc, des vertèbres et du
sternum. Les vapeurs essayées à l'Hôtel-Dieu de Lyon
n'eurent pour résultat, chez cette malade comme au
n° 83 cité plus haut, que d'augmenter les souffrances :
elles donnèrent même lieu à de la surexcitation, toux,
insomnie; et le docteur Laboret conseilla les eaux d'Aix.
— A son entrée, je remarquai l'engorgement des malléoles et la tendance des pieds à s'appuyer sur le sol par
leur bord externe : la malade me présenta une espèce
de chaussure orthopédique, à talon plus haut en dehors
qu'en dedans, dont elle usait sur la prescription du
bourreau de Lyon (1)... Les douleurs affectaient les mal-

(1) Le philosophe qui a vu dans le *bourreau* le *bien de l'asso-
ciation humaine*, et a fait tourner le monde social sur *deux pôles*,
dont l'un est *le bourreau* et l'autre *le roi*. M. de Maistre, en dé-

léoles, le genou droit et les poignets. — Une ving-
taine de nos vapeurs dégorgèrent les malléoles, dimi-
nuèrent les douleurs, tandis que les règles reprenaient
leur abondance ordinaire, et que la céphalalgie devenait
moins fréquente.

8° Sur nos cinq cas de *paralysies par rhumatisme,*
nous n'avons pas eu d'insuccès.

Je ne cite le n° 3 que parce qu'il a eu pour sujet un
septuagénaire, qui, malgré l'ancienneté de son impotence, a pu échanger ses béquilles contre de simples
bâtons.

N° 24 : Marie Chapuis, de Veigy près Thonon, réglée
à 17 ans, sept enfants, 42 ans.... Les premières douleurs datent de la fin d'une dernière grossesse, il y a six
ans. La raideur et l'impotence des membres inférieurs
s'y adjoignirent graduellement, et la marche n'est plus
possible depuis deux ans. MM. *Maunoir* de Genève,
Rieux, inspecteur des eaux d'Evian, *Panier, Catalan,*
ont essayé inutilement les bains d'Evian et de petit-lait,
les vésicatoires, les sangsues, les ventouses, etc. —
A son arrivée elle ne peut se tenir même assise : le
corps tombe en avant. Lorsqu'elle est couchée, une
chaleur brûlante aux pieds l'oblige à les découvrir pour
pouvoir reposer. Les mains ont froid ; les bras ne peuvent être portés en haut ; les doigts sont rétractés. Tout
le corps est en proie à de vives douleurs ; la peau ne
fonctionne pas. Les fonctions cérébrales sont parfaite-

pouillant les titres de son héros, a oublié le diplôme médical
que lui décerne partout la superstition populaire. (V. la 1re soi-
rée de *St-Pétersbourg* et le 1er chap. des *soirées de Roshaval.*
Lyon, 1843.)

ment intactes. — Douches mitigées, prolongées durant trois quarts d'heure, et ensuite une heure. — Après les trois premières, la peau recommence à transpirer. Au bout de dix jours, il y a quelque mieux, et à son départ prématuré, après douze douches seulement, voici les résultats obtenus : session possible, peau moite ; doigts toujours crispés ; mais les mains peuvent porter les aliments jusqu'à la bouche ; les douleurs ne remontent pas au-delà des genoux, et les pieds supportent les couvertures.

Le cas suivant (n° 57) est analogue, mais plus remarquable encore, et l'un des plus frappants qui aient passé sous nos yeux cet été. La coexistence d'une lésion spinale y est encore plus probable que dans le précédent. — Darve (Jean-Baptiste), fabricant de couvertures à Tullins, âgé de 22 ans et père de famille, doit ses maux à l'humidité de son habitation. Il y a trois ans que le bras gauche se paralysa ; quand il reprit un peu de mouvement, les jambes se paralysèrent à leur tour, et n'éprouvèrent de soulagement que depuis un an, sous l'influence des vapeurs et des fumigations. — Il nous est adressé par Mme Bally-Drevon, et par le docteur Perrier, dans l'état suivant : les deux jambes sont absolument incapables du moindre mouvement depuis dix mois ; elles suivent comme un corps inerte le déplacement du tronc à l'aide des béquilles ; il lui faut beaucoup d'efforts pour quitter la chaise, et en se rasseyant, il s'y laisse choir lourdement. De fortes douleurs se font sentir aux reins et aux membres inférieurs. Des genoux en bas, c'est une chaleur âcre qui ne laisse pas supporter les couvertures ; la sensibilité cutanée y est intacte ; le bras

droit est sain; le gauche est faible, et l'épaule douloureuse au mouvement. — Au quatrième jour, à ma visite du soir, le malade voulut me montrer qu'il pouvait
faire glisser son pied gauche en avant : il avait trois
douches. Le lendemain le pied droit éprouve des élancements et commence à remuer un peu. Au huitième jour,
la chaleur anormale aux pieds a disparu. Au douzième,
la progression est possible avec deux bras. Le trentième
jour, il marche avec un bâton, se lève avec quelque
difficulté encore, mais se rassied régulièrement. Les
douleurs sont bien moindres : je le laisse partir à regret ;
j'aurais voulu être témoin de son complet rétablissement. Au reste, comme il n'est point revenu malgré sa
promesse éventuelle, j'ai tout lieu de croire que la guérison aura été parfaite. — Les exemples de cures aussi
rapides ne sont pas très-rares ; on lisait dans le *Bulletin
des eaux d'Aix,* par le docteur Despine fils, année
1836, l'histoire d'une *paralysie du bras,* reste d'hémiplégie complètement guérie peu après la quatrième
douche.

Affections lymphatiques.

Elles forment presque trois dixièmes du total : les
eaux n'ont été nulles que sur un quart ; mais il n'y a eu
non plus que cinq améliorations notables. Ces affections,
toutes chroniques et constitutionelles, ne cèdent qu'à des
traitements prolongés suffisamment pour renouveler
l'individu.

1° Sur cinq *tumeurs blanches,* quatre siégeaient aux
genoux et ont été améliorées. Le docteur Despine trouve
une supériorité décidée dans l'emploi des eaux sous

forme de vapeurs locales. Leur action est une aide effi-
cace aux pommades hydriodatées et aux bandes com-
pressives en flanelle. Mais elles deviennent particulière-
ment heureuses, indispensables même dans les cas où
les graisses et les huiles ne peuvent être appliquées sans
donner lieu à des érysipèles aussi graves qu'opiniâtres.
— Un courant galvanique s'est montré souvent avanta-
geux : les malades trouvent l'articulation plus souple et
le membre plus fort après la séance ; et cet effet, s'il est
reproduit journellement, doit nécessairement acquérir
certaine permanence. Le docteur Lallemand s'en est
souvent servi à Montpellier avec le plus grand succès.
— S'il y a des ulcérations fistuleuses, on y introduit de
temps en temps le nitrate d'argent, tandis que les piscines générales, les préparations martiales ou iodurées,
les toniques amers tendent à relever l'ensemble de la
constitution. — Après un séjour d'un à deux mois, les
malades trouvent en général un mieux universel : l'articulation est assouplie, et son volume déjà réduit de
quelques centimètres..... Mais je ne m'étends pas davantage sur cet article, M. Despine père projetant d'en
faire incessamment l'objet d'un travail spécial.

2° Nous avons vu cinq *coxalgies* : chez trois, la luxation s'était déjà opérée ; quatre ont été soulagées.

Courtel (n° 22) lithographe à Lyon, 16 ans, lymphatique, vient ici pour la troisième fois. Sa maladie
débuta en 1842 à la suite d'une rougeole, et maintenant
la *luxation* s'est opérée *en avant*. Un talon de dix centimètres est nécessaire pour que le pied gauche atteigne
le sol. Comme le poids du corps est habituellement porté
sur l'extrémité droite, le côté correspondant du bassin

s'élève en infléchissant la partie inférieure du rachis. —
Malgré cet état avancé, les eaux ont toujours soulagé.
Les douleurs ont cessé depuis la cure de 1844, et n'ont
point reparu cet hiver. Le malade se trouve encore
mieux de cette dernière saison que des précédentes.

Au n° 41, l'affection fixée sur le membre droit a pro-
voqué un mouvement du bassin inverse de celui signalé
dans le cas précédent. Rien de particulier, sauf que le
malade, jeune garçon de 15 ans, né à Jarrier en Mau-
rienne, partage avec ses parents et trois de ses frères le
triste privilége du goître; l'un des frères a une tumeur
blanche du coude : l'intelligence est normalement dé-
veloppée chez tous.

3° Le n° 14, porté à la colonne des insuccès dans les
cas de *rachitisme*, n'a pu être mis en traitement à cause
d'un anévrysme de l'aorte descendante. Quant au n° 45,
il est vraiment intéressant.

Mariette Sequi, née à St-Pierre d'Albigny, est âgée
de 12 ans. Ses parents sont sains; mais l'aïeule pater-
nelle était *nouée*. La sœur aînée de notre malade est ra-
chitique depuis l'âge de six ans, et son frère tubercu-
leux. Une habitation humide et un vaccin pris sur un
sujet écrouelleux sont venus hâter le développement de
la maladie chez cette enfant, qui, à onze mois, mar-
chait précocement et offrait l'apparence d'une bonne
santé. — Un mois après la vaccination, tout le corps se
couvrit d'une éruption *papuleuse :* le système osseux
commença de se déformer, et la digestion, presque
nulle pendant trois années, ne se rétablit qu'en 1842,
lorsque Mme la comtesse de Labédoyère eut envoyé à
Aix cette pauvre petite malade. Encouragée par le ré-

sultat de cette première saison, sa protectrice l'y renvoya successivement en 43 et en 44. L'on n'a pas fait d'autre traitement régulier. — Mariette a 80 centimètres de hauteur : sa physionomie enfantine accuse 4 ou 5 ans ; ses yeux sont grands, son regard doux et intelligent ; ses goûts sont ceux d'une enfant. La colonne rachidienne se déjette à gauche vers les premières dorsales, et à droite vers les dernières. Le ventre est gros et rénittent, quoiqu'il ait été déjà réduit de beaucoup par l'usage des eaux. Les fémurs exagèrent énormément leurs courbures naturelles en avant et en dehors ; les tibias, hérissés de callosités, sont convexes en dedans ; le gauche a été fracturé vers son extrémité supérieure, et le segment de dessus fait saillie en dedans. La palpation des os éveille de la douleur ; toute la peau est rugueuse, couverte de vésicules prurigineuses et excoriées. On ne peut faire quelques pas sans béquilles. — Je prescris la piscine avec natation : dès la troisième, ainsi que cela avait été observé les étés précédents, la démarche devient plus aisée, et les os cessent d'être douloureux. Successivement la peau se nettoie et s'assouplit : l'enfant reprend de la gaîté ; elle court sans béquilles et sautille sans cesse, s'ébat joyeusement dans la piscine, et n'en voudrait jamais sortir. Elle repart au bout de vingt jours pour revenir l'an prochain.

4° Nécroses, Exostoses, Périostoses. — Un berger de St Pierre-d'Entremont, exposé par son métier à toutes les intempéries, reçut notamment un jour une forte pluie, et garda sur lui ses vêtements mouillés pendant plusieurs heures. Quelque temps après, la peau devint insensible ; ensuite la jambe droite enfla considérable-

ment, et donna par la lancette une abondante sanie. Dès
lors la plaie resta fistuleuse; l'os s'altéra, et en 1843,
M. Bouchacourt en retira dix fragments à l'Hôtel-Dieu
de Lyon. — En 1844, l'usage de nos eaux a limité la
carie, et permis une extension assez considérable à la
jambe, fléchie auparavant à angle droit. Cette année l'extension est devenue presque complète; sur dix ouver-
tures fistuleuses, deux ont été fermées. L'enflure aux
pieds s'est dissipée et le membre est plus fort.

5° On a spécialement appelé *scrofules* les formes
plus vulgaires, plus fréquentes et plus palpables du vice
lymphatique, celles qui ulcèrent ou encroutent les tégu-
ments, celles qui engorgent les glandes. — Trois *ulcères
scrofuleux* ont été améliorés, l'un d'eux guéri presque
complétement. Un *ecthyma scrofuleux* a passé à dessica-
tion. Une *glande* a été diminuée.

6° J'ai cru pouvoir rapprocher des cas précédents
quelques maladies qui ne reconnaissent pas de causes
plus avouables que le vice *lymphatique*. Je citerai le
n° 103.

Michel Veuillet, âgé de 26 ans, lymphatique, grêle,
blond, teint cachectique, cultivateur en Chautagne, se
présente à nous avec un *engorgement rénittent de toute
la région abdominale gauche*, qui se termine au-delà de
la ligne blanche par un bord dur et net. L'engorgement
date de six ans; on l'atribue à un fardeau soulevé. Le
malade n'a jamais eu que deux accès de fièvre assez légers, n'a pas employé de remèdes, a mené une vie régulière. Il éprouve fréquemment une lassitude telle, qu'elle
l'oblige à suspendre son travail. Du reste les poumons
paraissent sains; le cœur donne un léger souffle au pre-

mier temps et des palpitations à la montée : ce qui peut être expliqué par la gêne de la circulation abdominale, et par l'hypertrophie de la rate. Le testicule gauche est atrophié depuis plusieurs années, à la suite d'un coup qui détermina une orchite. — Malgré la date et les dimensions de l'obstruction, M. Despine n'hésita pas à la mettre en traitement. Le malade reçut quinze douches : pendant qu'un doucheur dirigeait le cornet sur la partie, un autre imprimait aux viscères un ballotement doux et continu. Au sortir de l'eau, on pratiquait une friction hydriodatée, et un emplâtre de mélilot et de ciguë était fixé sur la tumeur. — Au départ il n'y avait encore aucun changement bien sensible ; mais le 24 décembre, le malade est venu remercier M. Despine : la tumeur était réduite d'un bon tiers. Veuillet travaille maintenant avec une liberté entière et sans interruption ; son teint est rose et blanc. Il a continué de porter son emplâtre.

Affections nerveuses.

Les maladies dues à la prédominance exagérée de l'action nerveuse ou à sa distribution anormale sont plus rares chez les pauvres que chez les riches ; mais elles sont plus difficiles à guérir chez les premiers que chez les seconds. Chez les pauvres, outre que les remèdes sont plus difficiles à procurer, leur nombre est aussi plus restreint. Les occupations nouvelles, les distractions du voyage ont peu de puissance chez eux ; car ce n'est pas le fardeau de l'oisiveté qui les a rendus malades ; et la distraction est d'autant moins aisée, que les séries d'idées auxquelles l'esprit est susceptible de se livrer sont en plus petite quantité. Chez le pauvre, les causes sont ordinairement organiques, ou bien elles tiennent à un excès de souffrances morales réelles et difficiles à écarter. — Aussi le séjour aux eaux, si favorable en général aux affections nerveuses, a-t-il été sans résultat sur une bonne moitié de nos malades.

A. T...., de Lyon (n° 69), fille de 28 ans, réglée convenablement dès 15 ans, tempérament très nerveux, avait été guérie par nos eaux, prises de l'avis du docteur *Gabillot* en 1840, 41 et 42, d'un rhumatisme général, exaspéré à la première saison. Ayant éprouvé cet hiver quelques retours irréguliers de douleurs erratiques, elle nous revient, se plaignant de douleurs, d'un sentiment de froid du côté gauche, et d'élancements dans la mamelle gauche, où elle avait reçu un coup en 1835. — Le traitement se compose des eaux sous diverses formes, d'une purgation, d'applications narcotiques sur le sein... Il présente les particularités suivantes : la transpiration est fort difficile à obtenir ; la glande mammaire n'est pas engorgée ; mais la palpation du sein, spécialement vers sa région externe, au point où ses nerfs et ses vaisseaux communiquent avec l'aisselle, éveille une toux spasmodique, dont les secousses se prolongent pendant deux, trois et même quatre heures. — L'humidité atmosphérique ne nous permet pas d'essayer l'électricité. — Après quarante-cinq jours de traitement, un coup de froid détermine une courbature générale, et des accès de fièvre quotidienne régulière, avec leurs trois stades bien caractérisés. Au cinquième, ils sont supprimés par 20 centigrammes d'extrait alcoolique d'aconit napel, continués par prudence les deux jours suivants. Mais la douleur

mammaire, suspendue pendant la fièvre, reparaît à sa
disparition. — Au cinquantième jour, départ de la malade, débarrassée de ses douleurs rhumatiques et du froid
au côté gauche, mais non de sa névralgie mammaire.

Marie D...(n°32), de Grenoble; fille de 38 ans, réglée
3 jours depuis 14, tempérament sanguin nerveux, a
présenté de tout temps des symptômes nerveux variés,
tels que *clavus*, étourdissements... Elle tombait tout-à-
coup à terre comme foudroyée, et se relevait sans avoir
perdu connaissance; aménorrhées temporaires, gastral-
gies, sommeil inquiet, etc.—Depuis 18 mois, ses deux
pouces et les trois doigts plus voisins ont été pris d'une
faiblesse qui ne permet pas de maintenir une plume ni
une aiguille. On a employé sans résultat vésicatoires,
cautère qu'elle porte encore, bains tièdes, fumigations
sèches et camphrées, l'électricité sous la direction de
M. Juvin, deux mois d'homéopathie....Elle vient enfin à
Aix de l'avis du docteur Dalban. — Le sommet de sa
tête est chauve comme chez les personnes que tourmente
la *calotte hystérique*. Des tiraillements, des sensations de
froid se font sentir dans les épaules. — Après une cure
de 30 douches mitigées et piscines, vers la fin de laquelle
on a administré journellement l'étincelle électrique, les
sensations désagréables ont disparu; la malade tricote
son bas, écrit. Cette guérison s'était annoncée par une
prompte amélioration dès les deux ou trois premières
douches.

Laurence Rivollier (n° 64), jeune fille de 14 ans, non réglée, petite, maigre, pâle, habitante de Tresserves, m'est
confiée par mon respectable confrère le docteur *Fores-
tier* père. La disparition d'une teigne habituelle effectuée

il y a 5 ou 6 mois, a produit une *chorée des membres et de la face* avec des accès d'*alalie*. Rien n'ayant pu jus-qu'à présent ramener l'éruption, nous convenons ensemble de la soumettre à une alternative de trois douches légères sur les membres et une piscine. Pendant son séjour à l'hospice, cette enfant ne présente pas d'accès complet de sa maladie, mais elle est souvent muette; pendant les premiers jours, quand on lui de-mande la langue, sa mâchoire inférieure oscille horizon-talement, à peu près comme celle des ruminants. — Au bout d'un mois, l'éruption a commencé à reparaître; elle est successivement devenue de plus en plus abondante, et tout symptôme nerveux a disparu.

Le n° 60 est assez singulier. — Le nommé Gueynard, de Jasseron (Ain), est pris, à la suite d'une violente indi-gestion, de douleurs dans les extrémités : huit jours après, les fléchisseurs des orteils et les adducteurs des pieds en-trent dans un état de spasme tonique; les mains se pren-nent de même et avec grande diminution de la sensibilité; impotence complète. (Grands bains, strychnine, pédil. et manil. sinapisés.) —Au bout de neuf mois, les mains portent la nourriture à la bouche; leur sensibilité est revenue; les jambes ont repris quelque force; mais la persistance de la rétraction prolonge l'impossibilité de de progression.—A son arrivée ici, les doigts se meuvent sur la main entre la flexion parfaite et la demi-flexion; mais ils se laissent parfaitement étendre par une force extérieure, et leur position tient plutôt à la paralysie de leurs extenseurs. Les pieds sont en adduction forcée et les orteils violemment fléchis; mais ils ne se laissent pas distendre, et les tendons fléchisseurs sont raidis. Peau froide des genoux en bas. — Pendant un mois des bains assouplissent la fibre et calment l'éréthisme, tandis que des douches, spécialement dirigées sur le trajet des extenseurs, tendent à ranimer leur action. L'extensibilité rendue à l'un des doigts vers la septième douche, le retour momentané de l'action de tous les extenseurs sous l'influence du courant galvanique, nous avaient fait espérer ; mais l'amélioration est restée presque insignifiante, quoiqu'elle ait porté sur la totalité des phénomènes pathologiques.—Ici, n'ayant aucun indice de rhumatisme, nous avons pensé avoir affaire à une lésion nerveuse analogue à celles qui surviennent dans le choléra, la cholérine, certains empoisonnements... Mais nous n'avons pu savoir s'il s'agissait d'une vraie intoxication, ou seulement d'une indigestion.

Au n° 24, c'était une *leucorrhée* excessivement abondante, survenue à la suite des règles chez une hystérique de 36 ans. Cette fille, sujette à des douleurs arthritiques, offre aussi un impétigo du cuir chevelu. Elle nous est envoyée par le docteur *Perret*, de St-Pierre d'Albigny. Je la visite : le vagin est baigné par la matière leucorrhéique ; pas d'ulcération sur ses parois, ni sur le col utérin, qui est lisse et très sensible. La région hypogastrique devient par moments gonflée et rénittente ; l'ovair gauche est légèrement engorgé. La malade se plaint en même temps de douleurs à la mamelle gauche sans qu'il y ait d'engorgement. Pendant huit jours, l'écoulement et l'irritation ne font qu'augmenter, malgré les bains et les douches ascendantes tièdes, etc. Alors je prescris un suppositoire belladoné et trois pilules par jour, composées selon la formule du docteur *Arnal* (1), par : ergo-

(1) *Traité de l'ergot de seigle*, par Joseph Bonjean. Chambéry, 1845.

tine-Bonjean; 30 centigr., iod. de soufre, 20 cent.; sirop
de douce amère, q. s. — Les pilules furent continuées
pendant cinq jours ; mais dès les trois premières, le flux
était supprimé. Malgré la coexistence du vice psorique,
M. Despine a considéré cette leucorrhée comme dépen-
dant de la névrose utérine.

Lésions traumatiques.

Sur huit cas, un seul n'a pas été amélioré.

N° 18. Un cantonnier des Echelles (Savoie), ancien,
blessé de l'armée d'Italie, était venu en 1844 se remettre
des suites d'une fracture de la cuisse ; et il n'est revenu
cette année que pour un reste de raideur.

N° 85. Un jeune Lyonnais ayant fait, il y a huit ans,
une chute sur le genou gauche, vit cette partie enfler
et s'ankiloser dans la flexion, malgré divers liniments et
une saison à Barréges. En 1844, sur le conseil du docteur *Gensoul*, il adopta un appareil extenseur convenable
et vint à Aix. Cette année, le genou n'était presque pas
enflé ; il se mouvait entre 110 et 160° environ. L'amélioration, sensible dans les mouvements, a surtout porté
sur le rétablissement de la nutrition et de la force du
membre.

Maladies de la moelle épinière.

Il n'est pas facile, surtout dans la première période, de
diagnostiquer entre elles ces diverses affections. Les
symptômes se ressemblent beaucoup, que la lésion de la
moelle soit primitive, ou qu'elle succède au contraire à
l'altération de son réceptacle osseux; et de plus, certaines

affections des muscles des extrémités inférieures et des lombes, pourraient en imposer pour des maladies de la moelle. Les difficultés sont encore plus grandes lorsqu'on n'a point assisté à la génération des phénomènes et qu'on ne voit de leur chaine que quelques anneaux. Bornés aux réponses forcément incomplètes d'un enfant ou d'un homme du peuple inattentif à ses maux et ignorant le nom même des remèdes employés, c'est en pareil cas que nous nous prenons à regretter que si peu de malades nous apportent une note de leur médecin ordinaire sur l'histoire de leur mal et des traitements déjà faits. — Je groupe ici cinq cas plus ressemblants par leur physionomie extérieure que par leur nature : quelques mots sur deux d'entre eux.

Le 1er (n° 25) est une *paraplégie* du sens et du mouvement, suite immédiate d'une chute sur les pieds du haut d'un arbre, arrivée il y a quatre ans. Le talon droit, qui a porté plus violemment sur le sol, est resté deux ans douloureux : au bout de ce temps, il s'est ulcéré et a donné issu à onze petites esquilles. La malade est envoyée par le docteur *Travers*. La carie continue. A sa sortie au bout de vingt jours, elle pouvait se tenir debout en s'appuyant de la main ; il y avait plus de sensibilité, moins de froid, moins de douleur soit aux membres, soit au talon.

L'observation suivante (n° 80), bien qu'appartenant aux traumatiques par sa cause, est placée ici vu la nature des désordres opérés. — Le 11 juillet dernier, à deux heures après midi, par un ciel nuageux, mais calme, une trombe d'eau éclata tout-à-coup sur Aix. Un brusque coup de vent courba les vieux tilleuls qui ombrageaient la place du marché, et le plus décrépit d'en-

3

tre eux, brisé dans ses racines, fut jeté contre terre.
Puis l'atmosphère redevint tranquille aussi brusquement
qu'elle s'était agitée. — Un marchand forain qui avait
étalé de la poterie sur la place fut saisi par l'arbre. De
quelle manière précisément? on ne s'en rend pas un
compte bien exact... Il tomba la face contre le sol, et la
plus forte compression eut lieu vers l'union des vertèbres
cervicales et dorsales. Transporté immédiatement à l'hospice par les soins du docteur *Mayor* jeune (de Lausanne),
premier témoin de l'accident, on constate ce qui suit : pas
de fractures (sauf peut-être à l'extrémité d'une apophyse
épineuse dorsale) ; contusion au point indiqué de la plus
forte compression ; respiration irrégulière ; quelques
crachats sanguinolents. Le moindre mouvement imprimé
au rachis arrache des cris perçants ; le point le plus sensible est là où a dû s'effectuer la plus violente flexion,
là par conséquent où les ligaments postérieurs ont été
plus distendus, les cartilages intervertébraux et la
moelle plus comprimés. L'articulation tibio-tarséenne
gauche est excessivement douloureuse. — (Bandage en
ceinture imprégné d'acool camphré ; applications froides
sur les pieds ; saignée immédiate, répétée le soir.) — Le
12, cataplasmes de farine de lin aux reins et aux pieds,
avec grand soulagement.—Le 13, pas d'urines : les selles
sont provoquées par 15 grammes de sulfate de magnésie ;
cathétérisme. Le 16, les urines coulent sans le secours de
la sonde. — Le 21, premier bain. Le malade y est porté
étendu sur un brancard, y séjourne une heure sur un
plan incliné, et peut s'asseoir dans une chaise pour le
retour. — Au quatrième bain, il peut rester assis sur
les gradins de la piscine. — Au douzième, les reins ont

cessé d'être douloureux. — Après 40 bains, il marche avec une béquille; les reins ne souffrent qu'au bout de quelque temps. Il repart dans son fourgon pour la fabrique de Ponsard, près St-Vallier (Drôme.) Il est à remarquer que les bains tempérés ont continuellement soulagé davantage que les bains chauds appelés ici *bouillons*.

Paralysies par apoplexie.

Je prends le mot *apoplexie* dans toute son extension médicale : je l'applique à tous les cas où la circulation nerveuse est interceptée, soit que l'*apoplexie*, s'adressant aux centres, paralyse la totalité ou une grande division du système, soit que, s'exerçant sur un point plus ou moins excentrique, elle ne produise qu'une impotence partielle.

Bien que les eaux thermales, et parmi elles les sulfureuses, mettent facilement en jeu la disposition *apoplectique*, cependant il est acquis que la sueur, lorsqu'elle est très acide surtout (1), devient une crise pour les congestions sanguines ou nerveuses; que ces eaux activent et régularisent toute la circulation; qu'une fois l'épanchement accompli, elles en peuvent faciliter la résorption; qu'enfin c'est avec raison que l'on vient leur demander la guérison des *paralysies suites d'apoplexies*. — « La « condition essentielle est d'arriver aux eaux en *temps* « *opportun*. Trop tôt, c'est-à-dire lorsqu'il existe de la « turgescence et quand le mal n'a pas été circonscrit ou

(1) V. à ce sujet l'ingénieux et intéressant ouvrage du docteur S.-A Turck sur *la goutte*.

3*

« arrêté, on ne peut administrer les eaux avec la force
« nécessaire pour rappeler la vie dans les membres ren-
« dus paralytiques par la compression de la moelle épi-
« nière ou du cerveau. Trop tard, c'est-à-dire lorsque le
« mal est parvenu à son plus haut période, et quand les
« muscles sont émaciés, ou qu'il existe un ramollisse-
« ment de la masse céphalo-rachidienne, il est au des-
« sus des ressources de l'art. » (*Bulletin des eaux d'Aix*,
1836.)

C'est en pareil cas que le médecin doit diriger en per-
sonne le mode et la durée de la douche, en surveiller
l'effet moments par moments. Les applications froides sur
la tête préviennent heureusement la congestion ; une
saignée préparatoire, une dérivation intestinale sont de
la plus grande utilité.

Sur six *paralysies* (hemiplégies, paraplégies ou coups
de sang), nous avons eu quatre succès plus ou moins
complets. — Le n° 48 nous offre un exemple d'*apoplexie
locale*. C'était une paysanne de 27 ans, blonde, lympha-
tico-sanguine, grande et forte, réglée normalement dès
sa vingt-unième année jusqu'à la vingt-troisième. Dès
lors, sans cause connue, aménorrhée et complète, deux
ans après, dans l'été de 1843, paralysie absolue du bras
droit. Au bout de quinze jours seulement, le docteur
Dardel (1) est appelé ; il ouvre deux fois la veine en
douze heures, et le soulagement est immédiat. Mais à
mesure que le bras se dégage, la jambe gauche s'affaiblit,

(1) Qu'il me soit permis de déposer un tribut mérité sur une
tombe prématurément ouverte... Les exigences d'une clientelle
nombreuse et distinguée ne firent jamais oublier au docteur
Dardel ce que le vrai médecin doit aux pauvres : c'est surtout

et malgré les vésicatoires et les sangsues, la progression reste impossible sans un bâton. — En 1844, les eaux amènent un mieux notable. Cette année, elle revenait avec un reste de faiblesse de la jambe et un peu d'enflure au genou, plus une alopécie qui date de son premier accident en 1843, et son aménorrhée, qui a persisté. Le traitement a été entravé par une fluxion violente et opiniâtre sur la joue droite.

Au n° 47, c'est un cordonnier de Pont-de-Veyle (Mâcon), 36 ans, sanguin, élancé... Vers Noël 1844, attaque d'*hémiplégie gauche* : on n'y reconnaît d'autre cause que la cicatrisation (à plusieurs mois de date) d'un ulcère formé accidentellement à une jambe et resté ouvert pendant toute une année. (Saignée, séton à la nuque.) Au bout de trois mois, la progression est possible. (Cautère à la jambe.)—Cette année il vient à Aix, après avoir été sagement préparé par le docteur *Pélissier*.—Le traitement thermal a duré un mois, et s'est composé de douches et d'électrisations. Quelques étourdissements et de l'anorexie ont indiqué incidemment une application de huit sangsues à l'anus et une purgation. — Au départ, la tête est légère; la main, qui ne pouvait s'élever qu'à 22 centimètres du menton, s'en rapproche jusqu'à 13. Les pas sont devenus grands et réguliers.

Un cultivateur des environs de Chambéry, âgé de 55 ans, court et gros, nous offre (n° 50) une *paralysie, suite*

pour eux qu'il fut sans cesse compatissant et assidu. Enlevé par une maladie organique du cœur vers le commencement du printemps passé, il a emporté la juste estime de ses confrères nationaux et étrangers, le regret unanime et la longue reconnaissance de ses concitoyens et de tous ses clients...

trées à Tarare et à Lyon, le spécifique, aidé par les eaux d'Aix, retrouva toute son efficacité, et amena bientôt une guérison radicale.

Les eaux sulfureuses ont encore un autre avantage : elles sont une vraie pierre de touche pour discerner la coopération ignorée ou niée du virus vénérien dans certaines douleurs et certaines tumeurs de nature douteuse ou complexe (1).

Les deux seuls cas qui se sont offerts à l'hospice n'ont rien présenté de remarquable, si ce n'est qu'au n° 39, chez un ouvrier de Pontarlier, l'usage des eaux emporta ce qui venait d'un élément rhumatismal, et exaspéra constamment une douleur ostéocope vénérienne. A la fin le malade fut forcé de reconnaître la cause réelle de ses maux ; et, son temps d'hospice étant expiré, il sortit pour se soumettre à un traitement régulier, sous la direction de mon collègue et ami le docteur *Bertier*.

Cas isolés.

J'en citerai un seul, qui se représente assez souvent et qu'il est facile cependant de méconnaître au premier abord. — Une jeune fille nous est adressée pour un *ulcère sous-maxillaire gauche*. On avait ouvert un cautère et conseillé les eaux... Elle allait commencer son traitement, lorsque l'examen de la bouche décéla une *carie des pre-*

(1) Elles fournissent aussi une précieuse ressource contre ces *écoulements rebelles* qui font le déserpoir des malades et des médecins par leur résistance au traitement locaux et aux spécifiques, et dont l'opiniâtreté tient si souvent à une complication diathé‑sique rhumatismale, catarrhale ou psorique.

mières grosses molaires inférieures : le lendemain de leur extraction, l'ulcère se refermait.

Ce fait me remet en mémoire deux ou trois observations du même genre et propres à mon père. Dans l'une d'elles, la famille du malade refusait absolument de voir dans une *dent cariée* la cause de l'ulcère ; et pour consentir à l'extraction, il ne fallut rien moins que l'avis du docteur *Bouchet*, de Lyon, solennellement consulté pour cet objet.

————

Voilà ce que le service de cet été à l'hospice d'Aix nous a offert de plus remarquable : nous avons tout lieu d'espérer que les observations recueillies régulièrement formeront désormais une série aussi complète qu'intéressante. L'œuvre d'Haldimand continuera de grandir. Au système d'administration des eaux spécial et presque entier que possède déjà l'hospice, l'on aura dorénavant l'avantage de pouvoir adjoindre l'emploi de la *source de Challes*. Cette combinaison a été introduite avec bonheur par plusieurs de nos confrères dans leur clientelle particulière : elle opérera des effets encore plus merveilleux dans la thérapeutique de l'hospice. Car si la précieuse découverte du docteur Domenget (1) a inauguré une ère nouvelle de succès pour l'établissement thermal

(1) V. son *Nouveau Recueil d'Observations sur les Eaux de Challes*. Chambéry, 1845. — Mille grammes de *l'eau sulf. alcal. iodurée de Challes* contiennent 0,16 de substances salines fixes. L'iodure de potassium y figure pour 18 milligrammes. Le sulfhydromètre y marque 200 *degrés*.

d'Aix, cela est surtout vrai de la médication des scrofules, apanage plus spécial du pauvre.

Indépendamment des donations dues à la philanthropie
particulière, nous espérons que les communes et les établissements de bienfaisance entendront le vœu émis par
le docteur *Despine* père dans sa *circulaire* de 1836. Il
leur conviendrait « de porter à leur budget annuel quelques centimes additionnels pour former les fonds d'une
ou de deux cures, dans le cas où les circonstances for-
ceraient quelques malheureux de leur ressort à recourir
aux asiles fondés à Aix par la bienfaisance. »

Le gouvernement, de son côté, ne retirera pas à nos
thermes le bienfait de cette intervention qui vivifie jusqu'ici chaque page de leur histoire. L'hospice appelle son
intérêt, soit qu'il se borne à fortifier son organisation
actuelle, soit qu'il juge à propos d'y rattacher des *salles
militaires*, et d'y réunir un service complet pour *les
militaires, les cantonniers, les employés des douanes et des
mines, et pour les indigents*. Dans un pays comme la Savoie,
couvert de fortes garnisons, environné d'une longue ceinture de douanes, et séparé par les Alpes des autres grands
établissements thermaux du royaume, une pareille institution semble indispensable.—Sa direction médicale, confiée à l'inspecteur de l'établissement, offrirait en outre les
éléments précieux et rarement réunis d'une sorte de stage
pour cette pratique des eaux, dont les esprits superficiels
ou prévenus peuvent seuls méconnaître les difficultés et
l'importance.

L'hospice de *Vichy* reçoit cent quatre-vingt baigneurs
indigents, outre qu'il suffit aux besoins de la localité. Son
établissement était l'un des plus complets de France; ce

qui n'a pas empêché le gouvernement d'y décider une dépense de plus de quatre cent mille francs. Deux cents quatre-vingt-dix sont déjà bilancés ; et la direction des travaux confiée à M. l'ingénieur François, inspecteur général des eaux de France, est un sûr garant de leur excellent emploi. — De nouveaux hôpitaux militaires sont projetés à *Ax* dans l'Arriége, à *Amélie-les-Bains* dans les Pyrénées Orientales ; — Sur vingt-trois établissements de bains que j'ai visités en 1843 et 44, dans les Pyrénées, l'Ouest, les Vosges et le Jura, j'en ai trouvé treize en voie d'agrandissements considérables au moment de mon passage.

C'est qu'aujourd'hui, si la science connaît mieux que jamais tout ce qu'il y a de ressources puissantes dans ce genre de thérapeutique, aujourd'hui aussi gouvernements et particuliers comprennent mieux que jamais toute l'importance de cette branche inépuisable de revenu public. — Et sans chercher au dehors, nous eussions pu citer ce que la munificence éclairée de notre roi fait pour Acqui : les 300,000 francs employés dernièrement à y construire des bains en marbre, à faciliter et embellir leurs abords, et la vaste piscine tracée en ce moment sur le modèle de celles d'Aix.

Nos thermes sont la voie presque unique par laquelle rentre en Savoie le numéraire qui s'en échappe par toutes les frontières. Tributaires en mille façons de l'industrie et des arts étrangers, ce n'est que par notre nature, par nos sites et surtout par nos eaux minérales, que nous pouvons ramener à nous ce que tant de causes dispersent sans cesse. — Que notre monarque bien-aimé encourage nos efforts par la promptitude et l'efficacité de sa protection; — que nous puissions le voir souvent au milieu de nous recueillir de son oreille royale l'expression de notre amour et celle de nos vœux : — et cette province ne sera placée en deçà des Alpes, à la limite du royaume, que pour en dire la première à l'étranger la tranquille et toujours croissante prospérité.

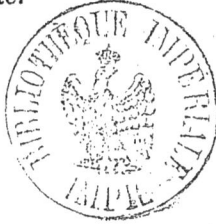